AF403085

MALADIES DES VOIES URINAIRES.

DE LA NÉCESSITÉ

DE

LA CAUTÉRISATION

ANTÉRO-POSTÉRIEURE

DANS CERTAINS RÉTRÉCISSEMENTS DU CANAL DE L'URÈTHRE

PAR LE D' BARRÉ NEVEU,

DE ROUEN.

Prix : 3 Francs.

ROUEN,

CHEZ LES PRINCIPAUX LIBRAIRES.

PARIS,

GERMER BAILLÈRE, LIBRAIRE, RUE DE L'ÉCOLE-DE-MÉDECINE, 15 BIS.

1839.

Te 98/51

MALADIES DES VOIES URINAIRES.

DE LA NÉCESSITÉ

DE

LA CAUTÉRISATION

ANTÉRO-POSTÉRIEURE

DANS CERTAINS RÉTRÉCISSEMENTS DU CANAL DE L'URÈTHRE,

PAR LE Dr BARRÉ NEVEU,

DE ROUEN.

J'ai été dans la nécessité de cautériser d'autres fois d'avant en arrière,
pour des cas de rétrécissements accompagnés de fausse route.

LALLEMAND. *Observ. sur les mal. des org. gén. urin.,*
2e part., p. 313.

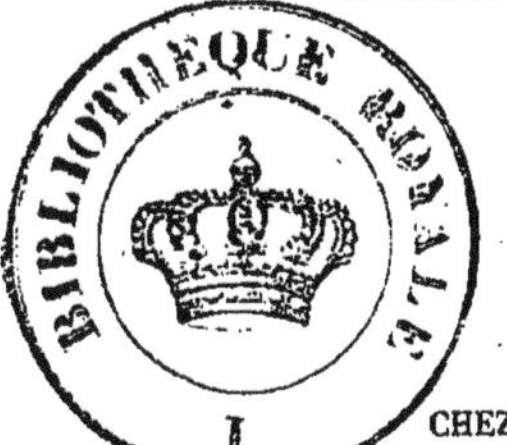
BIBLIOTHÈQUE ROYALE.

ROUEN.

CHEZ LES PRINCIPAUX LIBRAIRES.

PARIS.

GERMER BAILLÈRE, LIBRAIRE, RUE DE L'ÉCOLE-DE-MÉDECINE, 13 BIS.

—

1839.

Imp. de I.-S. LEFEVRE, successeur de F. BAUDRY,
20, rue des Carmes.

A MON AMI PARCHAPPE,

Médecin en chef de l'Asile des aliénés,
Professeur de physiologie à l'École secondaire.

E. Barré neveu.

DE LA NÉCESSITÉ

DE

LA CAUTÉRISATION

ANTÉRO-POSTÉRIEURE

DANS CERTAINS RÉTRÉCISSEMENTS DU CANAL DE L'URÈTHRE.

En me livrant à l'étude des maladies des organes génito‑urinaires, le doute était resté dans mon esprit. En effet, d'une part, de grands noms recommandaient des méthodes exclusives essentiellement opposées, la dilatation continue et la cautérisation. D'autre part, les faits ne manquaient pas pour prouver les inconvénients et l'insuffisance de chacune de ces méthodes, fallait-il opter entre elles, les concilier, ou les modifier.

Ainsi, lecture faite des ouvrages de Dessault, Chopart et Boyer, je voyais que, dans les cas où la miction ne pouvait avoir lieu, il était nécessaire d'avoir recours au cathétérisme forcé, par l'emploi des sondes coniques; je fus aussi porté à croire que, pour guérir les rétrécissements du canal de l'urèthre, la dilatation suffisait.

Les œuvres de Dupuytren me donnaient à penser que, par la dilatation vitale, puis enfin par le cathétérisme forcé et la dilatation continue, on arrivait à soulager le malade et à guérir le rétrécissement.

Mais j'avais acquis la conviction que, par le cathétérisme forcé, on pratiquait une fausse route, et, qu'en déchirant le parenchyme uréthral, on donnait naissance à des abcès, à des eschares gangréneuses, dont le résultat était une maladie toujours longue, souvent incurable, et quelquefois mortelle.

Il me fut aussi très-facile de voir que, par la dilatation continue, les cas de guérison étaient plus rares que ceux où la présence d'une sonde dans le canal produisait un catarrhe vésical et ses suites, ou bien laissait le malade dans un état tel, qu'il était condamné à toujours uriner difficilement, et à s'introduire fréquemment des bougies dans le canal de l'urèthre. Tous ceux qui ont lu les ouvrages qui traitent ce point de la science, savent, comme moi, que non-seulement il n'est pas toujours possible d'introduire des bougies dans le canal de l'urèthre, mais encore que ces bougies, une fois introduites, ne peuvent pas toujours être supportées, soit à cause des douleurs qu'elles déterminent, soit à cause des dangers qu'elles font courir au malade.

La présence continue des bougies irrite, parfois, le canal à un tel point, que l'on est forcé de renoncer à leur emploi pour arrêter les progrès d'une récrudescence inflammatoire qui entraîne après elle des désordres plus ou moins graves; la bougie n'étant point retirée à temps, l'inflammation gagne et la vessie et les conduits déférents, atteint bientôt les testicules; ou bien, l'irritation s'étendant aux lymphatiques, des ganglions se développent dans le pli de l'aine, ganglions dont la suppuration vient sérieusement compliquer la maladie; cet accident a lieu surtout chez les malades qui sont contraints de garder leurs bougies en se livrant à leurs travaux accoutumés.

Le plus grave des inconvénients qui résulte souvent de ce mode de traitement, est l'inflammation de la vessie, et, par suite, la formation des abcès au périnée ; abcès qui ont pour conséquence une fistule urinaire ; affections toujours graves et très-souvent mortelles.

Comme complément des quelques mots que je viens de dire, j'ajouterai ce fait, sur lequel tous les auteurs sont tombés d'accord : c'est la récidive des coarctations traitées par la dilatation continue, récidive plus ou moins fréquente, plus ou moins grave, selon la modification imprimée à la lésion uréthrale. Il est notoire pour tous que cette modification dépendra et de la nature du mal et de la nature du sujet ; puis, enfin, que, comme conséquence d'un traitement purement mécanique, la nature du mal n'ayant point été détruite, les mêmes effets se reproduiront fréquemment.

Poussant alors plus loin mes recherches, j'ai appris, avec Ducamp, Béclard, M. Lallemand et tant d'autres, que, par le cathétérisme combiné avec la méthode anti-phlogistique, on arrivait presque toujours dans la vessie, et que, par ce moyen, il n'était pas nécessaire d'avoir recours à la ponction plus souvent, ni peut-être même aussi souvent que par l'autre mode de sonder ; j'ai appris aussi que, par la cautérisation, combinée avec la dilatation, mais la dilatation momentanée, on conduisait à guérison parfaite les malades atteints de rétrécissements ; que ce traitement avait aussi ses dangers, mais que leur nombre et leur fréquence était bien moindre.

Je suis donc revenu à l'éclectisme, pensant bien que la cautérisation, tirée de l'oubli par Ducamp, était une des belles découvertes thérapeutiques de l'époque, et que ceux qui la blament ou qui la mettent absolument de côté se privent de ressources précieuses dans le traitement de ces maladies.

Enlevé jeune encore à la science, Ducamp n'eut point le temps de mettre la dernière main à son mode opératoire ; mais il avait parlé trop consciencieusement et écrit avec trop d'ame, pour n'avoir point de partisans et de successeurs qui étudiassent à fond sa méthode ; aussi fut-elle bientôt perfectionnée.

MM. Dubouchet, Nicod, Lallemand et autres présentèrent des porte-caustiques courbes qui, par leur flexibilité et leur disposition, remplirent toutes les conditions voulues pour le traitement des maladies qui ont leur siége dans la courbure du canal de l'urèthre.

Vint ensuite M. Amussat qui a payé son tribut à cette branche de la science, non seulement par son utile travail sur la structure et la direction du canal de l'urèthre, mais encore par l'invention de nouveaux instruments parmi lesquels je citerai son scarificateur.

Au milieu de tous ces perfectionnements, de toutes ces ingénieuses créations, la cautérisation par la méthode de Wisman, celle qui la première a mis sur la voie des améliorations, est tombée dans l'oubli, ou plutôt a été rejetée comme nuisible et tout-à-fait inutile. Convaincu par mes réflexions et par mes études des avantages de cette méthode, j'ai cherché a déterminer les causes de cet abandon; les cas où la méthode devient utile, même indispensable, et les moyens d'éviter ce qu'il y a de vicieux dans le mode opératoire qui la constitue.

Je crois avoir trouvé la solution de ces questions , et , dans une pensée d'intérêt général , je me trouve heureux de donner de la publicité à un nouveau mode de traitement dont plusieurs succès ont confirmé les avantages que j'en espérais.

Causes de l'abandon de la cautérisation d'avant en arrière.

Pour faire comprendre les motifs qui ont forcé à abandonner la cautérisation antéro-posté-rieure , je crois utile de dire quelques mots sur la bougie armée , instrument employé à cette opération.

Wisman est l'auteur du procédé et l'inventeur de l'instrument qui était composé de deux pièces , une sonde protectrice , et un stylet armé d'un gros morceau de nitrate d'argent.

Les travaux de Home nous ont appris que Hunter , à qui on en attribua d'abord l'honneur , ne fit que modifier le procédé ; la première fois , en remplaçant le gros morceau de caustique par un petit , et la seconde , en réduisant le porte-caustique à une bougie emplastique de tel volume qu'elle remplissait imparfaitement

l'urèthre, loin de le distendre; à l'extrémité uréthrale de cette bougie il pratiquait un trou dans
lequel il enchâssait le nitrate d'argent pour le
recouvrir circulairement de substance emplastique, laissant à nu sa face antérieure.

Sur ce modèle, les fabricants de bougie pré-
parèrent des instruments qui présentaient une
cavité à la partie antérieure, dans laquelle on
mettait le nitrate, après quoi on terminait la bougie, laissant toujours libre cette face antérieure.

En opérant avec cet instrument, on touchait
inévitablement les parties saines comprises entre
le méat et la coarctation; car il était impossible,
et encore moins méthodique, de parcourir cet
espace avec la rapidité de l'éclair, chose nécessaire pour ne rien léser, dès-lors, le caustique
devait agir en toute liberté et sur la partie
malade et sur les parties saines, car ces parties
étaient trop molles pour ne pas se rapprocher, et
l'instrument n'était pas capable, par sa forme,
de les protéger contre l'action du nitrate
d'argent, en écartant les parois du canal de
l'urèthre, et ouvrant de cette manière un libre
passage au caustique.

Les conséquences de ce mode opératoire sont

les douleurs fortes , les pertes de substance , les fausses routes, les hémorrhagies, mêmes sérieuses, la non guérison. D'autres fois, en procédant ainsi, le caustique est fondu par les liquides qui se trouvent dans l'urèthre, soit sang, soit mucus, et son action est annihilée.

Il est facile de comprendre que le moyen dont on use pour fixer le caustique à l'extrémité de la bougie complique encore le vice de ce mode instrumental , en augmentant les autres inconvénients qu'il présente lorsqu'on le met en usage pour une opération ; ainsi, le nitrate, retenu à l'extrémité de la bougie par une cire emplastique très-sensible à l'action de la chaleur, se ramollit bientôt et laisse tomber le caustique dans le canal dont il détruit inévitablement une étendue plus ou moins grande.

D'autre part, l'organisation de la muqueuse uréthrale sera bientôt modifiée, jusqu'au point de changer de nature dans toute son étendue, en faisant souvent passer le caustique sur les parties saines ; sans parler ici des cas consignés dans les auteurs où l'on a été forcé d'avoir recours à cent-cinquante cautérisations, cas qui, selon moi, prouvent bien clairement que le remède devait être mal appliqué, et que la main, n'étant point secondée par un instrument commode, le caustique touchait tantôt la partie malade et tantôt les parties saines. Comment s'expliquer autrement l'existence d'une coarctation qui exige un tel nombre de cautérisations bien dirigées.

Hunter, en réduisant à un très-petit volume le morceau de nitrate d'argent qu'il renfermait dans sa sonde, a bien prouvé qu'il avait senti la nécessité de modifier le procédé de Wisman qui produisait une trop grande perte de substance, et traçait une fausse route, à large ouverture, toutes les fois que le caustique, ne pouvant être ramené par la bougie, restait dans le canal de l'urèthre.

Utilité et nécessité de la cautérisation antéro-postérieure.

Malgré tous les inconvénients attachés à la cautérisation antéro-postérieure, elle compte encore de nombreux partisans; les uns, et ce sont les Anglais, la suivent encore exclusivement, les autres ne l'emploient que dans les cas où les autres procédés échouent.

Ainsi, M. Lallemand, en parlant des rétrécissements qui ont peu d'étendue, s'exprime de cette manière : « En cautérisant d'avant en arrière par la méthode de Hunter, avec la sonde ou la bougie armée, on risque peu de faire de fausses routes, et un petit nombre de cautérisations fuffit pour détruire l'espèce de diaphragme qui partage le canal en deux. C'est dans des cas semblables qu'elle a produit des effets merveilleux, parce que la gravité des symptômes dépendant de l'étroitesse de l'ouverture, plutôt que de l'étendue de la coarctation, le malade se trouve promptement délivré d'accidents très-graves [1]. »

A la suite de cette opinion, je citerai celle de M. Laugier, émise dans une thèse fort savante, soutenue pour un concours de clinique chirurgicale : « La cautérisation d'avant en arrière, avec tous ses dangers, est quelquefois plus indispensable que la cautérisation latérale, car celle-ci suppose un premier degré de dilatation, et il est malheureusement des cas où l'instrument le

---

[1] Lallemand, ouvrage cité, 1re part., p. 144.

plus délié ne peut rencontrer l'orifice du rétrécissement, et encore moins y pénétrer, quoique
le malade urine encore goutte à goutte. La plus
légère cause, amenant alors une rétention d'u-
rine complète, il faut évidemment chercher à
améliorer la position du malade, en pratiquant
un passage à l'urine. Si le rétrécissement est
long et dur, dans ce cas ce ne sera qu'à travers
une multitude de dangers, de douleurs, d'accidents, et dans un espace de temps quelquefois
fort long, qu'on pourra parvenir à se faire une
voie. C'est le cas de se servir de la bougie armée,
si, avec M. Lallemand et Everard Home, on
pense qu'avec une grande vitesse, on évitera la
cautérisation des parties saines. Il est plus pru-
dent de se servir d'une sonde d'argent ouverte à
ses deux extrémités, et d'y conduire, comme le
faisait Hunter, un porte-crayon de nitrate d'argent [1]. »

Dans le Dictionnaire de médecine, à l'article
rétrécissement, de M. C.-P. Ollivier, on lit cette
phrase : « Si la coarctation continue d'exister

---

[1] Thèse par M. S. Laugier, concours de 1836, p. 61.

malgré l'emploi de ces moyens (l'auteur a cité beaucoup de moyens de la pratique usuelle), on doit avoir recours à une cautérisation superficielle et instantanée avec le nitrate, comme le conseillait Béclard. »

Ducamp lui-même, et c'est une autorité puissante dans cette occasion, puisque, le premier, il fit bien connaître les inconvénients de cette méthode, lui accorde aussi des avantages, car dans son traité, écrit avec une verve entraînante de conviction, lorsqu'il vient à comparer la méthode ancienne à celle qu'il trouve indispensable d'y substituer, énumération faite des inconvénients attachés à la cautérisation antéro-postérieure, il ajoute : « Tels sont les avantages du traitement par la bougie armée ; ils sont grands, incontestables [1]. »

M. Nicod [2], praticien très-exercé dans cette spécialité, ne prouve-t-il pas encore l'utilité et la nécessité de cette méthode, dans les neuvième et trente-neuvième observations de son ouvrage ?

---

[1] Ducamp, *Traité des rétentions d'urine*, 2e édit., p. 150.
[2] M. Nicod, *Traité des rétentions d'urine*, 1832, p. 19 et 121.

La neuvième observation est relative à un malade qui, à la suite d'une cystite grave, pendant laquelle il rendit des matières glaireuses mêlées de sang, cystite causée très-probablement par la suppression des hémorrhoïdes, vit peu à peu son canal de l'urèthre se rétrécir et fut soumis à l'emploi de bougies de quatre à cinq pouces de long. Les bons effets de ce traitement ne furent point de longue durée, et des difficultés plus ou moins complètes dans la miction, qui se présentèrent à des époques assez rapprochées pendant trois ans, furent bientôt remplacées par une rétention complète d'urine. L'obstacle qui s'opposait à la sortie des urines n'ayant pu être vaincu par des moyens directs, le malade se rendit à Paris auprès de M. Nicod, qui rencontra, à cinq pouces, un rétrécissement infranchissable, et n'offrant au porte-empreinte aucune trace d'orifice ; des sangsues et des bains calmèrent les premiers accidents. M. Nicod, ayant usé plusieurs fois du moyen que je viens de citer, sans obtenir le résultat désiré, construisit, au dire de son malade, un instrument qui, portant le caustique à son extrémité, lui permit d'opérer la cautérisation antéro-postérieure. La première fois, cette cautérisation produisit, à la vérité, une rétention d'urine complète; mais, comme le remarque fort judicieusement M. Nicod, une rétention beaucoup moins longue que celle qui avait coutume de se présenter sous l'influence de sa cause ordinaire. A la troisième cautérisation, il n'y eut plus de rétention, et le canal permit bientôt à une grosse sonde d'arriver jusque dans la vessie.

La trente-neuvième observation est relative à un malade, âgé d'une soixantaine d'années, qui, sujet depuis quarante ans à de fréquentes difficultés d'uriner, n'éprouvant plus de soulagement de l'emploi des sondes dont il faisait un fréquent usage, chercha d'autres moyens de guérison.

M. Nicod traita d'abord ce malade par les antiphlogistiques et les bougies, mais un catarrhe pulmonaire très-intense, qui venait souvent retrouver le malade, ayant forcé de suspendre le traitement, on fut obligé, en le reprenant quelque temps après, d'avoir recours à la cautérisation antéro-postérieure, qui, dans ce cas, réussit aussi bien que chez le malade de l'observation neuvième.

Je crois devoir faire remarquer que, dans cette observation, M. Nicod dit lui-même qu'il eût recours, comme dans l'autre, à la bougie armée : ce qui prouve que M. Nicod n'avait point inventé d'instrument, comme le dit son malade, mais qu'il s'était servi du seul instrument connu, de la bougie armée.

Il serait trop long de citer les opinions de tous les auteurs modernes qui ont écrit à ce sujet, opinions qui, comme les autres, justifieraient la nécessité de la modification que je propose, après avoir mûrement réfléchi sur ce point de la science ; aussi me contenterai-je de rapporter en dernier lieu ce que vient de faire imprimer tout récemment M. Eugène Bermond, élève de M. Lallemand [1] :

« Ce n'est pas seulement dans les rétrécissements diaphragmatiques valvulaires que la cautérisation d'avant en arrière peut trouver son utilité, son emploi devient indispensable dans ces cas malheureux où l'impossibilité de rencontrer

---

[1] *Considérations pratiques sur le rétrécissement du canal de l'urèthre*, par F.-A.-E. Bermond. 1837.

l'orifice de l'obstacle qui se trouve irrégulier, très-étroit ou masqué par un repli de la muqueuse, doit exposer tôt ou tard le malade à une rétention complète d'urine. »

Autorisé par ces faits et par l'usage que font encore les Anglais de cette méthode, j'ai pensé qu'il serait bon de faire connaître un procédé nouveau que je crois avantageux, indispensable même, et capable de parer à beaucoup d'inconvénients, surtout aux plus graves.

Porte-caustique bivalve. — Son mode opératoire.

L'instrument dont je me sers pour porter le nitrate d'argent dans le canal de l'urèthre est composé :

1° D'un tube creux, gradué, long de huit pouces, muni à son extrémité antérieure de deux valves articulées, creusées de manière à présenter, dans une partie moyenne, une excavation qui devient nulle antérieurement, cette partie étant disposée en plan incliné; à son extrémité postérieure le tube est obturé par une lame percée à son centre d'un petit orifice qui donne passage à la tige porte-caustique;

2° D'une tige cylindrique, garnie antérieurement d'une cuvette olivaire, percée à son extrémité antérieure pour recevoir le nitrate d'argent; cette cuvette est logée dans l'extrémité
valvaire du tube protecteur, qu'elle sert, par sa
forme, à ouvrir ou fermer quand on la fait agir.
Postérieurement, la tige dépasse de deux pouces
le tube protecteur. Cet espace est gradué pour
que l'on puisse apprécier de combien l'olive est
sortie; cette tige est, en outre, munie d'un curseur qui, se fixant à une place donnée, limite
plus ou moins la sortie de l'olive.

La cuvette, chargée de nitrate d'argent et
l'instrument fermé, on l'introduit dans le canal
de l'urèthre qu'il parcourt librement jusqu'à la
coarctation, sans atteindre les parties saines,
puisque les valves du tube forment à l'olive une
enveloppe solide, bien fermée; cette enveloppe
a le double avantage de protéger les parties
saines du contact du nitrate, et de défendre ce
même nitrate contre l'action des liquides muqueux ou autres qui se trouvent souvent dans le
canal, et doivent, en dissolvant le nitrate avant
qu'il ne soit arrivé à la coarctation, annihiler
son action, ou se charger de principes actifs,

qui, comme nous l'avons dit plus haut, agissent sur toute l'étendue du canal ; en outre, la couche d'huile dont on enduit l'instrument pour l'introduire dans le canal, contribuera à faire de cette extrémité valvaire une boîte tout-à-fait imperméable aux liquides, ce qui, à la rigueur, n'aurait pas eu lieu, quoique l'instrument eût été fort habilement exécuté par M. Charrière.

Le porte-caustique arrivé au rétrécissement, on élève le curseur sur la tige, et on le fixe à un point déterminé, selon que l'on veut faire saillir l'olive d'une ou plusieurs lignes ; après cela, il suffit de pousser la cuvette olivaire qui, en écartant les valves, met le caustique en contact avec la partie malade : cet écartement des valves se fait très-facilement, à cause de leur forme en plan incliné ; elles se trouvent repoussées en dehors par la partie moyenne de l'olive, et non par son extrémité, de manière à ne point arrêter cette olive dans sa marche et à ne pas détruire par leur contact le nitrate d'argent, inconvénient qui aurait eu lieu inévitablement si les valves étaient restées creuses à leur extrémité. L'écartement des valves est très-avantageux en ce qu'il dilate le canal de l'urèthre et écarte les parties saines, de telle sorte qu'elles ne peuvent être atteintes par le caustique. Cet écartement des valves permet aussi de sentir par le palper si le caustique est dirigé vers le centre du canal, et de changer cette direction si elle est vicieuse. En agissant ainsi, les fausses routes sont donc difficiles à pratiquer, pour ne pas dire impossibles, et, par cette raison, les hémorrhagies deviennent nulles ou du moins très-rares.

Le chemin une fois tracé, dans les rétrécissements calleux, par exemple, qui exigent un certain nombre de cautérisations, la longueur de la tige olivaire permet au caustique de descendre chaque jour de plus en plus profondément, et de poursuivre la lésion jusqu'à ses dernières limites.

La cuvette olivaire étant vissée à l'extrémité de la tige, peut être changée et remplacée par d'autres, dont le calibre variable remplira les conditions exigées par la lésion uréthrale.

La cautérisation terminée, la cuvette est ramenée dans les valves, qu'il faut avoir soin de ne pas fermer hermétiquement dans la crainte qu'en retirant l'instrument, la muqueuse uréthrale ne se trouve pincée, ce qui, au reste, me paraît fort peu probable.

Je crois inutile de m'étendre sur la nécessité indispensable de prendre, avant d'opérer par cette méthode, toutes les précautions voulues pour établir le diagnostic, et agir ensuite comme on le fait quand on opère par tout autre moyen.

Indication de quelques cas où la cautérisation antéro-postérieure doit être employée.

La cautérisation de dedans en dehors n'étant praticable que dans les cas où le rétrécissement peut se laisser pénétrer par l'instrument quel qu'il soit, il est évident que la cautérisation antéro-postérieure doit inévitablement prendre sa place dans tous les autres cas qui, par leur nombre et leur variété, méritent d'être en partie passés en revue.

1° Dans les rétrécissements membraneux fermés par une cloison très-mince ;

2° Dans les rétrécissements inflammatoires variqueux ou fongueux, que fait saigner le plus léger contact d'un corps étranger ;

3° Dans les coarctations constituées par des brides dont les bords durs et calleux ne permettent pas la dilatation.

A l'appui de cette opinion, je citerai, entre

autres preuves fournies par les auteurs, la conduite tenue dans un cas semblable par M. Civiale, savant distingué et praticien habile, dont l'autorité a ici d'autant plus de force qu'il est peu partisan de la cautérisation :

« Lorsque je le vis (le malade), je reconnus qu'un rétrécissement existait à trois pouces du méat urinaire, et que le canal était resserré de manière à ne permettre que l'introduction de la plus fine bougie ; un stylet délié, à tête fort petite, m'apprit que la coarctation était due à une bride simple, mais fort dure. Une application de caustique, faite d'avant en arrière, détruisit une partie de cette bride et en ramollit le reste assez pour permettre, le lendemain, à une bougie n° 3 de passer sans difficulté........., et, à dater de ce jour, le malade urina de plus en plus facilement [1]. »

4° Dans les rétrécissements valvulaires anciens, dont le passage ordinairement fort étroit

---

[1] *Traité pratiques sur les maladies des organes génito-urinaires*, par le docteur Civiale, 1837, p. 268.

ne se laisse que très-difficilement dilater par les bougies, et dont le peu d'épaisseur permet la prompte destruction par la cautérisation antéropostérieure ;

5° Dans les rétrécissements diaphragmatiques à ouverture irrégulière, c'est-à-dire dans ceux qui, formés par plusieurs diaphragmes juxtaposés, ont pour chacun de ces diaphragmes une ouverture différente qui laisse un vestige de canal fort sinueux, et, par cette raison, impossible à pénétrer à l'aide de la bougie, même la plus flexible ;

6° Dans les rétrécissements dont l'ouverture est masquée par un repli de la muqueuse ;

7° Dans les rétrécissements calleux qui atteignent tous les tissus de la verge, jusqu'à la peau exclusivement, rétrécissements où ce mode opératoire devient d'une telle utilité que je le crois toujours indispensable ;

8° La nécessité d'avoir recours à la cautérisation se présente encore dans les cas où il y a tuméfaction, engorgement inflammatoire de la muqueuse, car le caustique n'agissant pas seulement comme escharotique, comme altérant qui brûle et détruit une partie (erreur ancienne que nombre de praticiens partagent encore de nos jours), mais agissant aussi comme modificateur des fonctions vitales, il opère dans les parties avec lesquelles on le met en contact, un changement tel que la muqueuse uréthrale se trouve bientôt dégorgée, libre enfin, et donne passage à la bougie qu'un instant auparavant elle arrêtait dans son trajet ;

9° Je pense en dernier lieu que, comme modificateur de la vitalité, la cautérisation antéro-postérieure pourra être avantageusement employée dans les spasmes persistants.

En écrivant ces lignes sur la cautérisation d'avant en arrière, je n'ai point eu la prétention de prouver que le nouveau mode opératoire que je présentais devait être employé dans la plupart des cas, à l'exclusion de tous les autres. Ma seule pensée a été celle-ci : faire voir que ce mode opératoire ne doit point être abandonné ; prouver qu'on peut y avoir plus souvent recours, et faire bien comprendre qu'il n'expose à aucuns dangers, dans les cas exceptionnels où il est utile de l'employer.

OBSERVATIONS

PATHOLOGIQUES ET ANATOMICO-PATHOLOGIQUES.

PATHOLOGIE.

OBSERVATION Ire [1].

Deux rétrécissements : le premier membraneux, le second calleux. — Cautérisation latérale et antéro-postérieure. — Guérison.

23 Novembre 1838.

L....., charretier, célibataire, âgé de vingt-quatre ans, habite Bapeaume.

Tempérament sanguin, deux blennorrhagies, la première à dix-huit ans, durée trois mois; la seconde à vingt-deux ans, durée cinq mois. —

[1] Cette intéressante observation m'a été fournie par un des malades que m'a envoyé mon ami, le docteur Voisin, auquel j'adresse ici mes sincères remerciements pour la bienveillante confiance qu'il m'a témoignée, et l'empressement qu'il a toujours mis à m'être utile quand j'ai commencé à m'occuper de cette branche de la science.

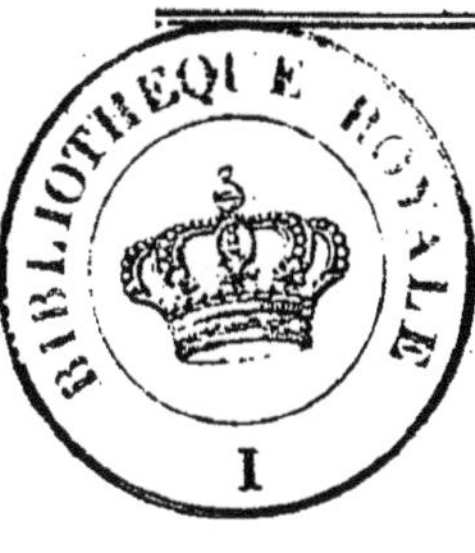

Traitement : chiendent nitré, sans injections, le reste inconnu.

La miction est indolore, mais le jet est filiforme et tombe aux pieds du malade, qui, de temps à autre, perd la nuit une certaine quantité d'urine, sans en avoir la conscience, surtout après l'usage de liqueurs fortes qui rendent également plus fréquentes les envies d'uriner.

Le canal, exploré à l'extérieur, offre, à deux pouces et demi, un noyau dur, en forme d'olive, ayant au moins seize lignes de long; le centre de ce noyau est plus dur que ses extrémités; la peau seule ne prend point part à cette induration qui fait recourber la verge inférieurement lorsque le malade a des érections.

Une bougie emplastique indique un rétrécissement membraneux à six lignes du méat, elle rapporte une empreinte n° 7; un autre porte-empreinte n° 6 franchit ce premier rétrécissement et se trouve arrêté à deux pouces et demi par le rétrécissement calleux dont le palper nous a permis de constater l'existence, et rapporte une empreinte centrale n° 1, très-courte.

Traitement : une bougie n° 1 entre de quelques lignes dans le rétrécissement calleux, mais elle ne peut le pénétrer. Cautérisation de la coarctation membraneuse, sangsues au périnée, bains de siége et bains locaux.

Chaque jour le malade vient me voir, et c'est en vain que je tente d'introduire dans la vessie une bougie, même filiforme. Le 28 décembre, une seconde cautérisation faite à la coarctation membraneuse, c'est-à-dire au premier rétrécissement, rend à cette partie du canal son diamètre normal, et permet à l'urine de couler un peu plus facilement. Après ce résultat, les empreintes sont toujours prises sur le rétrécissement calleux, sans que le malade accuse la moindre douleur, et rapportent constamment la même forme. Enfin, le 7 décembre, après d'infructueuses tentatives de dilatation, je fais sur ce rétrécissement une cautérisation antéro-postérieure, à l'aide de mon instrument; le malade n'en éprouve aucune douleur.

Le 10, le malade a ressenti la veille quelques douleurs dans les cordons spermatiques, l'hypogastre, les reins et les cuisses; la miction a été plus difficile. — Traitement : nouvelle cautérisation, bains locaux.

Le 12, les douleurs ont entièrement disparu,

les urines sont venues plus facilement, quelques eschares se sont détachées. — Traitement : essai toujours inutile d'introduire une bougie fili-forme, cautérisation, bains.

Le 14, même état; nouvelle cautérisation; l'engorgement, siége de la coarctation, est cependant un peu moins dur. Le malade a eu froid aux pieds; quelques douleurs de reins et dans les jambes se sont manifestées.

Le 16, des eschares se détachent toujours, la bougie emplastique rapporte une empreinte conoïde centrale n° 4 à la base, n° 3 au sommet, et longue de trois lignes. — Traitement : nouvelle cautérisation.

Le 18, le malade n'accuse aucune douleur, les eschares continuent à se détacher, l'induration locale diminue un peu. — Traitement : cautérisation.

Le 20, nouvelle empreinte plus longue que la précédente, quoique semblable pour la forme. —Traitement : cautérisation.

Le 24, le malade s'est mis les jambes dans une eau courante très-froide; à la suite, frisson général de longue durée, inappétence, douleurs générales, mais plus fortes dans la région des reins; ischurie momentanée, puis dysurie.

Le malade, sans réclamer les secours de l'art, se met au lit pendant deux jours; bientôt les urines reprennent leur cours par un jet fin mais plus rapide.

La bougie emplastique rapporte une empreinte longue de six lignes, semblable à la précédente. — Traitement : cautérisation, elle a été douloureuse; injections antiphlogistiques.

Le 28, la diminution de l'engorgement est stationnaire, mais la bougie porte-empreinte annonce un progrès. Impossibilité toujours persistante de faire franchir à une bougie n° 1 ce rétrécissement calleux. — Traitement : cautérisation, frictions sur la longueur du canal de l'urèthre avec un mélange d'axonge purifiée une once; iodure de mercure dix grains.

Enfin, le 10 janvier, après trois nouvelles cautérisations et la continuation du traitement indiqué, une bougie n° 4 franchit très-facilement la coarctation; le jet de l'urine est plus rapide et plus gros. — Traitement : cautérisation circulaire indolore, continuation des frictions et des bains.

Le 14, nouvelle difficulté dans la miction,

impossibilité d'introduire une bougie n° 4. Je fais alors passer une bougie conoïde n° 2 qui, en revenant, ramène un corps fibro-gélatineux de la grosseur d'un pois. Après cela l'urine revient comme avant, et une bougie n° 5 est introduite.

A dater de cette époque, la maladie a marché vers la guérison, à l'aide d'une cautérisation latérale qui a fait détacher de nouvelles eschares, et d'une dilatation bien graduée ; car, quand je voulais employer une bougie d'un calibre un peu trop fort, le malade éprouvait de vives douleurs.

Nous avons ici un exemple remarquable de rétrécissement calleux, qui a envahi dans toute leur épaisseur les tissus muqueux, musculeux, spongieux, et les lames cellulaires interposées. L'induration fibro-cartilagineuse de ces tissus, dont je donne les caractères dans l'observation d'anatomie pathologique n° 1, ressemble bien au noyau cartilagineux ressenti à travers la peau, et au petit bouchon que nous venons de voir se détacher après la cautérisation, lequel avait une analogie parfaite avec le tissu fibro-cartilagineux ramolli.

En employant la cautérisation antéro-postérieure, dans ce cas, je n'ai fait que mettre en pratique l'exemple de beaucoup d'auteurs, et si, sans avoir d'hémorragies à combattre, j'ai pu ouvrir une voie directe, je crois devoir cet heureux succès à la facilité avec laquelle mon instrument me permettait de diriger le caustique.

Quel traitement eût été plus convenable pour combattre une altération de ce genre? la dilatation, peut-être; mais pour arriver à dilater un canal si profondément altéré, dans lequel une bougie même filiforme pénétrait à peine de quelques lignes, ne fallait-il pas un repos et un temps fort long, conditions auxquelles le malade ne pouvait se soumettre, temps pendant lequel la présence des bougies, en admettant toutefois qu'on eût pu en faire pénétrer, aurait amené sans nul doute quelque rétention d'urine par recrudescence inflammatoire; puis enfin, la dilatation s'opérant serait devenue de plus en plus douloureuse; c'est ce que prouve la difficulté avec laquelle le malade a supporté les quelques bougies qui ne se trouvaient pas bien proportionnées au calibre du canal.

Quant aux autres moyens ils étaient impossibles, à l'exception peut-être de la méthode

antiphlogistique , mais j'avoue que je n'aurais
pas eu en elle assez de confiance pour la con-
seiller à un malade qui, pour s'y soumettre ,
aurait eu besoin d'une patience à toute épreuve.

Ce malade nous permet encore d'observer
l'action morbifique du froid humide , car il
expose ses jambes à un courant d'eau froide ,
et alors surviennent et la dysurie et l'ischurie.

J'ai eu plusieurs fois l'occasion de confirmer
cette remarque faite par Dupuytren sur l'action
du froid dans les affections vésicales, et de voir
que cette action s'étend à la membrane uréthrale;
aussi suis-je bien convaincu que le repos au lit
et une température ambiante de quatorze degrés
au moins contribuent beaucoup à hâter la guérison des coarctations uréthrales, et à la rendre
plus durable ; observation très-importante dont
n'ont pas tenu assez compte les auteurs qui ont
comparé entre elles les méthodes de la dilatation
et de la cautérisation.

Il devient évident, d'après cela, que les praticiens qui traitent les coarctations uréthrales par
la dilatation continue, laquelle entraîne comme
conséquence le repos au lit et l'habitation dans
un lieu chaud, ont un avantage sur ceux qui

traitent ces maladies par la cautérisation et la dilatation momentanée, laissant leurs malades vaquer à leurs affaires. Il faut donc que cette dernière méthode l'emporte de beaucoup sur l'autre, puisque les guérisons, malgré la négligence des soins hygiéniques, sont souvent plus promptes et toujours plus durables que par la dilatation continue.

Comme conséquence de ces faits, j'affirme que si la plupart des malades qui trouvent beaucoup plus commode de se traiter en courant voulaient, ou mieux peut-être pouvaient suivre les conseils donnés par le médecin, ils obtiendraient constamment, par la cautérisation et la dilatation momentanée, une guérison beaucoup plus rapide.

OBSERVATION II.

**Quatre rétrécissements. — Cautérisations latérales et d'avant
en arrière. — Guérison.**

L...., forgeron, âgé de 52 ans, marié, habite
la banlieue.

Deux affections vénériennes : blennorrhagie,
chancres ; durée six mois. Seconde blennorrhagie, durée trois semaines ; traitement sans injections.

Le malade fait un usage modéré des boissons
alcooliques.

Il y a un an, difficulté pour uriner qui, peu
à peu, prend de l'accroissement pendant neuf
mois à peu près ; depuis ce temps, les urines
coulent goutte à goutte par regorgement le jour
et la nuit ; puis, quand viennent les envies d'u-
riner, le jet, après s'être fait attendre fort long-
temps, est très-petit et tombe aux pieds du
malade.

1838. — 19 novembre. — A l'examen du

malade, je constate l'état suivant : **Pâleur de la
face, altération des traits, inappétence ; le malade
exhale une odeur urineuse très-prononcée ; le
scrotum est rouge et ulcéré par places ; la vessie
saillante sous les muscles de l'abdomen.**

Difficulté d'aller à la selle, avec envie fréquente
de satisfaire ce besoin ; excréments rubanés,
comme des sangsues (expression du malade).

La vessie explorée par le rectum, fait, dans
cette région, une saillie très-prononcée et com-
prime fortement cet intestin ; léger engorgement
de la prostate.

Une bougie, n° 1, introduite dans le canal de
l'urèthre, ne peut aller plus loin que cinq pouces
et demi, et fait constater un rétrécissement à cette
profondeur ; une bougie porte-empreinte n° 9
est arrêtée au méat par une bride membraneuse ;
une, n° 6, lui est substituée et franchit le méat,
mais elle rencontre un nouvel obstacle à deux
pouces et demi, lequel donne une empreinte
semi-circulaire, n° 4, à ouverture inférieure. —
Traitement : cautérisation latérale des deux
premiers rétrécissements, pendant une demi-
minute pour chaque, huit sangsues au périnée,
bains de siége.

Le 21. — La miction a été plus difficile dans la journée ; les eschares ne sont point tombées ; une bougie, n° 1, pénètre jusqu'à cinq pouces trois-quarts, mais là elle se trouve arrêtée par un nouveau rétrécissement. Retirée, après avoir séjourné vingt minutes, elle donne passage à un jet d'urine fin, mais rapide, ce qui n'était pas arrivé au malade depuis six mois. Après cette miction, l'hypogastre est redevenu souple, et la vessie ne se sent presque plus dans cette région. — Traitement : bains de siége, lavements de guimauve.

Le 23. — Cessation de la miction par regorgement ; les envies d'uriner ont été moins fréquentes, et le besoin a été satisfait à l'aide d'un jet rapide quoique fin ; selles plus faciles ; fèces de forme presque normale ; introduction, jusqu'à cinq pouces et demi, d'une bougie n° 2 ; séjour : dix minutes. — Traitement : cautérisation du premier rétrécissement, bains, demi-lavements.

Le 25. — Facies normal ; appétit très-bon ; selles naturelles ; les eschares sont en partie tombées ; les ulcérations du scrotum guéries ; l'odeur urineuse a totalement disparu ; la rougeur du méat est moins prononcée. — Même traitement.

Le 27. — Une bougie n° 2, introduite dans le rétrécissement situé à cinq pouces et demi, se trouve arrêtée quelques lignes au-dessous par le quatrième rétrécissement signalé plus haut ; cette bougie reste en place pendant vingt minutes ; à sa sortie, l'urine coule plus librement. — Traitement : cautérisation à deux pouces et demi ; du reste même médication.

Le 29. — Dilatation continuée ; impossibilité de pénétrer après cinq pouces et demi.

Décembre 2. — Le rétrécissement à cinq pouces et demi donne une empreinte un peu plus grosse que la dernière ; une bougie filiforme et conique pénètre jusque dans la vessie ; à ce moment le malade éprouve une certaine sensation lypotimique, avec chaleur à la face et sueur. Le méat est assez dilaté pour admettre une bougie n° 9 ; le rétrécissement à deux pouces et demi donne une empreinte n° 6 avec canal supérieur. — Traitement : cautérisation des rétrécissements un et deux.

Le 5. — Le rétrécissement à cinq pouces et demi, qui était résistant et comme engorgé, insensible à l'action de la bougie emplastique, devient mou, et, par cette raison très-sensible ; aussi se laisse-t-il dilater facilement, ce qui permet à l'urine de sortir par un jet plus rapide et plus gros. — Traitement : bains, demi-lavements émollients.

Le 10. — Une sonde n° 7 franchit le rétrécissement situé à deux pouces et demi, mais une bougie n° 2 ne peut franchir le rétrécissement situé à cinq pouces et demi, sans doute parce que les ouvertures des deux coarctations ne sont point en rapport. — Traitement : bains, demi-lavements, injections, cautérisation au méat qui conserve encore quelques vestiges de brides, cautérisation à deux pouces et demi.

Le 13. — Impossibilité toujours la même de pénétrer au-delà de cinq pouces et demi ; la bougie emplastique rapporte une empreinte n° 2, longue de trois lignes et légèrement recourbée, et, son extrémité, une autre petite empreinte n° 1. — Traitement : cautérisation antéro-postérieure.

Le 17. — Le malade revient me voir la joie peinte sur le visage, me disant sa guérison opérée ; ses urines coulent par un jet gros et rapide, mais ce jet ne me paraît point encore avoir le volume normal. Nouvelle exploration avec la bougie emplastique, empreinte n° 4, longue de trois lignes, et, tout-à-fait à son extrémité, même empreinte que la dernière fois ; je juge une nouvelle cautérisation antéro-postérieure nécessaire pour agir sur ce dernier rétrécissement, comme sur le troisième ; mais le malade s'y oppose, disant qu'il veut encore attendre deux jours, et ne revient que le 23.

Le 23. — Nouvelle exploration, même état. — Traitement : cautérisation antéro-postérieure du dernier rétrécissement.

Le 25. — Des eschares se sont détachées, des bougies n°° 2 et 3 sont successivement introduites dans la vessie, puis, enfin la guérison a été terminée par la dilatation momentanée, et des injections, tantôt avec la guimauve, tantôt avec l'huile essentielle de térébenthine étendue d'eau.

Le malade, ne pouvant interrompre ses travaux, et ne voulant plus s'astreindre à me venir voir souvent, parce que, d'après lui, il n'existait plus de maladie, a guéri plus lentement, la dilatation ne pouvant être opérée souvent, et le malaise, produit par le travail et par le froid, augmentant momentanément l'irritation du canal de manière à retarder les progrès du traitement.

Cette observation présente un groupe très-remarquable des symptômes de la rétention d'urine et des rétrécissements membraneux. La forme rubanée des matières fécales, pouvait aussi bien faire croire à un rétrécissement du rectum, ou à une maladie de la prostrate qu'à une dilatation de la vessie qui, par son volume, venait, en comprimant le rectum, s'opposer au passage des fèces. L'altération des traits de la face, l'inappétence, les ulcérations du scrotum, tous symptômes graves qui ont cédé promptement lorsque la miction est devenue possible.

La facilité avec laquelle une bougie a pénétré le troisième rétrécissement après une première cautérisation, tient, sans doute, à l'action du nitrate d'argent qui, en déplaçant l'irritation, a modifié la vitalité du canal et permis un certain relâchement des coarctations.

La lypotimie éprouvée par le malade lors du passage de la bougie, est un fait qui se remarque assez souvent ; la muqueuse uréthrale est tellement sensible, surtout à la région prosta-

tique, qu'elle se trouve désagréablement impres-
sionnée quand, pour la première fois, un corps
étranger vient à être mis en contact avec elle;
l'effet produit par cette sensation va quelquefois jusqu'à la syncope, les spasmes et les con-
vulsions. Mais rien de tout cela n'est grave;
ordinairement, tout est dissipé après fort peu
de temps, à l'exception, cependant, d'une
pesanteur de tête qui persiste quelquefois
pendant deux jours, si avant ce temps on n'a
eu recours à un grand bain, avec application
d'eau froide sur la tête, médication à laquelle
cette céphalée ne résiste jamais.

Chez ce malade, les quatre rétrécissements
étaient membraneux. Posés comme des diaphragmes au milieu du canal, ils auraient été
facilement combattus par la cautérisation latérale et la dilatation, si leur ouverture eût été
en rapport selon l'ordre de superposition; mais
le rétrécissement à cinq pouces et demi pré-
sentait un canal supérieur, tandis que le suivant,
situé à cinq pouces neuf lignes, offrait un canal
inférieur : j'étais donc forcé d'introduire toujours
une bougie filiforme, qui, étant constamment
du même calibre, ne dilatait point les ouvertures

pour donner passage à une bougie plus grosse,
qui toujours se trouvait arrêtée ; force m'a donc
été d'en venir à la cautérisation d'avant en
arrière ; et, comme je l'avais prévu, ce moyen
a été très-efficace, puisqu'une seule cautérisation, sur chaque coarctation, a permis le passage de bougies de plus en plus grosses, et,
dès le jour suivant, a fait croire au malade que
sa guérison était complète, tant avait été grand
le changement opéré dans la sortie de l'urine.

La cautérisation sur le rétrécissement situé
à cinq pouces et demi a eu surtout pour but
de faire une ouverture qui permît le passage
de mon instrument, afin d'arriver à la dernière
coarctation sans léser les parties saines.

ANATOMIE PATHOLOGIQUE.

OBSERVATION Ire [1].

P..., aliéné, agé de trente-deux ans, mort à l'asile des aliénés de Rouen, par suite d'une gastro-entérite.

Voulant explorer, comme j'ai l'habitude de le

---

[1] Le sujet dont je vais rapporter l'observation m'a présenté un fait très-remarquable, et qui a fortement attiré mon attention, quoiqu'il ne fût opposé en rien aux lois physiologiques, mais parce que je n'ai vu encore aucun exemple de ce genre cité par les anatomistes, tant anciens que modernes.

Le cadavre, préparé par un bain chaud d'une heure et demie de durée, reçoit par l'aorte une injection noire de gélatine; cette injection, après avoir passé des artères dans un très-grand nombre de veines, a pénétré les vaisseaux chargés de la sécrétion de l'urine, puis les calices, le bassinet et l'uretère du rein gauche, lequel uretère elle a rempli jusqu'au point d'arriver dans la vessie.

Je dis que l'injection, pour arriver dans l'uretère, a passé de l'artère dans la veine, car je ne sache pas qu'aucune préparation anatomique ait permis de faire passer une injection des artères dans les vaisseaux urinifères, tandis que rien n'est plus facile que de faire passer cette injection de la veine rénale dans ces mêmes vaisseaux.

faire, les régions uréthro-vésicales de ce cadavre, j'introduis dans le canal une sonde qui se trouve arrêtée à trois pouces ; je remplace alors ma sonde ordinaire par une bougie n° 2, mais elle ne pénètre pas davantage.

Le palper du canal permet aux doigts de sentir, dans cette région, un noyau central très-dur, mais libre sous la peau, long de quatre lignes à-peu-près, se terminant à ses deux extrémités par une partie moins dense, quoique cependant encore un peu résistante dans l'étendue de quelques lignes.

Le canal, ouvert par sa face caverneuse, va en se rétrécissant insensiblement en entonnoir, jusqu'à un noyau central, qui a tout au plus une ligne de diamètre et quatre lignes de long; puis il s'élargit un peu et reprend bientôt son état normal.

Au-dessus de la coarctation, la muqueuse présente, pour toute altération, de la pâleur et la dilatation très-prononcée des lacunes de Morgagni, qui, placées linéairement, sont très-nombreuses. Cette membrane, altérée au-dessous du rétrécissement, offre trois replis longitudinalement saillant, qui, après quinze lignes de trajet, vont se terminer à un cul-de-sac assez profond, situé à la face supérieure du canal, à l'endroit de la coarctation. La section du canal (la tranche) offre l'aspect du tissu fibro–carti- lagineux des vertèbres, et la dissection la plus attentive ne permet pas de séparer, comme de coutume, les tissus par couches minces et aréo- laires, mais par petites lames denses et pâles ; ainsi, nous avons, en procédant de dedans en dehors, pâleur et densité de la muqueuse, pâleur et densité de la musculeuse ; si, ce qui me paraît incontestable, nous admettons ce tissu dans la constitution du canal, densité et pâleur de la couche spongieuse ; enfin, densité et dégéné- rescence commune du tissu cellulaire interposé entre chaque couche organique ; de telle sorte que l'uniformité de l'aspect ne permet pas de distinguer même un vaisseau.

La capacité de la vessie est normale, mais elle est hypertrophiée, et ses colonnes charnues sont plus serrées et plus courtes que dans l'état sain ; sa muqueuse est plus dense et plus épaisse.

Il est facile de voir que nous avons à faire ici à un rétrécissement calleux, dont l'origine a été une inflammation, qui, procédant de dedans en dehors, a altéré profondément les tissus; que, pour combattre cette altération, que je crois en tous points semblable à celle offerte par le malade de l'observation pathologique n° 1er, le seul traitement à suivre au début était bien la cautérisation antéro-postérieure, laquelle, détruisant une partie du tissu, aidait la nature à modifier sa vitalité pour arriver à la guérison.

L'hyperthrophie des deux principales tuniques de la vessie était due au séjour de l'urine dans l'organe; et, sans nul doute aussi, aux contractions musculaires que devait faire cet organe pour se débarasser de l'urine qui, certainement, sortait avec peine; une telle affection, chez un vieillard, aurait causé très-probablement l'hyperthrophie, mais l'hyperthrophie par engorgement, par infiltration du tissu aréolaire intermusculaire; mais non cette altération qui annonce un accroissement de vitalité dans la partie; et, comme conséquence, la même altération chez le vieillard eût été accompagnée d'une dilatation ou d'un rétrécissement très-marqué de la véssie, qui n'aurait point conservé une capacité se rapprochant autant de l'état normal.

OBSERVATION II.

Rétrécissement à six pouces, chez M. P... , aliéné, âgé de quarante-un ans, mort peu de temps après son admission à l'asile des aliénés de Rouen, par suite d'une maladie du cœur.

Une sonde ordinaire introduite dans le canal de l'urèthre ne peut aller au-delà de six pouces ; la région périnéale, explorée à sa surface cutanée et par l'anus, n'offre rien d'anormal au toucher.

L'arcade du pubis étant séparée des corps caverneux, une coupe longitudinale est faite à la verge par sa face caverneuse et la muqueuse uréthrale paraît saine jusqu'au rétrécissement, quoi qu'elle offre un développement très-prononcé des lacunes de Morgagni.

Près du bulbe, à l'origne de la région membraneuse, se voit un rétrécissement infundibuliforme de six lignes d'étendue. Cette coarctation, qui peut admettre une bougie n° 3, est constituée par la muqueuse et la musculeuse seulement ; ces deux membranes, ainsi que le tissu cellulaire intersticiel, sont condensés et un peu épaissis, la muqueuse offre, en outre, une pâleur anormale.

Le veru montanum est très-développé, et la saillie qui se prolonge ordinairement sur la portion musculeuse, portion membraneuse des auteurs, est très-apparente par son volume et sa longueur.

La vessie est légèrement hyperthrophiée. Comme je n'ai trouvé dans les auteurs, ni les caractères, ni le nom d'un tel rétrécissement, je crois devoir le désigner sous celui de rétrécissement inflammatoire primitif, c'est-à-dire rétrécissement par lequel commencent la plupart des autres.

La forme et la marche de l'envahissement morbide des tissus par ces coarctations ne seront pas constamment les mêmes ; ainsi, elles varieront selon que leur origine inflammatoire aura été mécanique ou vitale ; elles varieront encore selon que la muqueuse uréthrale aura été plus ou moins enflammée, plus ou moins ulcérée, selon la durée de la cause.

Le principe de l'organisation anormale étant

donc l'afflux des liquides dans la région enflammée qui la modifie, comme nous l'avons dit, tant
en raison de sa cause productrice et de sa persis-
tance qu'en raison de son traitement, me porte
à croire que ce fait d'anatomie pathologique
présente un rétrécissement inflammatoire primitif, puisqu'il n'avait encore atteint que la
muqueuse, la musculeuse et le tissu cellulaire
intersticiel.

Je pense aussi que, d'après le changement
de vitalité de cette partie, ce rétrécissement aurait
passé à l'état calleux ou mieux fibro semi-carti-
lagineux, selon qu'il aurait été ou non soumis à
des récrudescences inflammatoires variables par
leur fréquence et par leur durée, qui auraient
gagné, couche par couche, les tissus constitutifs
de l'organe.

Je rapporte, à la suite de cette observation,
un fait d'anomalie des organes génitaux, observé
chez le même malade, fait presque étranger à
mon sujet, mais dont l'intérêt m'a paru tel, que
je n'ai pas cru devoir le passer sous silence.

ANOMALIE.

Migration du testicule droit. — Développement remarquable de cet organe et de l'épididyme. — Diminution de volume du testicule gauche, qui est resté dans l'abdomen. — État particulier de ses annexes.

Constitution athlétique.

Pénis bien développé.

Scrotum piriforme, le raphé n'occupe point la ligne médiane et se trouve porté beaucoup plus à gauche qu'à droite ; en palpant cette région, on ne sent qu'un testicule dont le volume paraît remarquable. Les tuniques enlevées dans l'ordre de superposition, présentent l'état suivant :

1° Scrotum moins étendu à gauche qu'à droite où l'état est normal ;

2° Dartos peu apparent à gauche, où il forme un feuillet mince et réticulaire ; cette texture, quoique plus dense du côté droit, offre l'aspect du tissu cellulaire décrit par sir Astley Cooper, plutôt que celui d'un muscle désigné sous le nom de dartos par nos anatomistes ;

3° Erythroïde peu prononcée, fibres nombreuses minces et pâles, prenant naissance, pour la plupart, du muscle petit-oblique ; leur adhérence avec la membrane fibreuse commune, sur laquelle elles paraissent faire relief, n'en permet que difficilement la séparation. Ces deux tuniques forment avec la vaginale , à laquelle elles adhèrent en avant par un tissu cellulaire lâche , et en arrière par un tissu dense, forment, dis-je , une poche étroite et oblongue qui contient une portion de l'épididyme. Du côté droit, cette tunique n'offre rien de remarquable.

4° La tunique vaginale, après avoir formé la poche dont je viens de parler, tapisse l'anneau inguinal plus ouvert et moins oblique que dans l'état normal, se continue avec le péritoine des régions ambiantes, et postérieurement se recourbe pour former, par l'adossement de ces deux lames, un repli du péritoine analogue aux replis mésentériques, et s'attache à l'épididyme dont nous parlerons bientôt.

L'abdomen étant ouvert, on voit le testicule

gauche dans la fosse iliaque de ce côté, à l'orifice de l'anneau inguinal, dont la capacité, qui ne peut sans un léger effort admettre l'indicateur, s'oppose à sa descente. Le testicule est retenu également à cette place par un feuillet du méso-colon-iliaque gauche qui vient l'envelopper en formant un repli analogue aux replis mésentériques, commun à cet organe et à l'épididyme.

Le testicule, plus petit que dans l'état normal, est flasque et comme chagriné ; la tunique albuginée, mince, intimement adhérente à la vaginale dans son tiers inférieur, est épaisse et libre supérieurement ; là, elle se laisse facilement séparer en deux lames et permet de voir en partie le trajet des vaisseaux qui la parcourent pour aller se rendre à l'intérieur du testicule. L'albuginée étant ouverte, la texture interne du testicule offre un aspect blanchâtre, comme fibreux homogène (fibres médiastines d'Astley Cooper, et vaisseaux séminifères confondus), qui ne disparaît que vers le corps d'hygmore, où la substance propre reprend son aspect normal, quoiqu'en remplissant imparfaitement les cônes. Le corps d'hygmore, court et large, donne naissance à quinze ou dix-huit vaisseaux efférents

qui, après un trajet de vingt lignes à-peu-près,
viennent se rendre à l'épididyme, en augmentant
peu à peu de grosseur, de manière à présenter
une forme conique près de l'épididyme, auquel
ils se terminent en se bifurquant; la couleur de
ces vaisseaux est jaunâtre, leur volume diminue
en raison de l'ordre de position.

Epididyme. — Cet organe ne tient au testicule
que dans une partie de son étendue, par un
repli large de vingt lignes à-peu-près, sa longueur étant de huit pouces environ, il se prolonge par l'anneau inguinal de la fosse iliaque à
la poche scrotale dont nous avons parlé.

L'épididyme naît des vaisseaux efférens que
nous avons dit partir du testicule, et présente à
son extrémité une vésicule qui, pour la forme
et le volume, égale le globus-major, vésicule
tapissée par une muqueuse qui, étant ouverte,
laisse échapper un fluide visqueux jaunâtre, un
peu plus liquide que celui des vésicules séminales, et présente un orifice qui le met en
rapport avec le canal épididymaire.

L'épididyme, né des vaisseaux efférents, n'a
ni la forme ni le volume de l'état normal; diffé-
remment replié sur lui-même, après un trajet de

huit pouces, il donne naissance au canal déférent, dans la poche scrotale déjà décrite ; ce
canal déférent qui, plus court que de coutume ,
suit la même marche à partir de l'anneau inguinal, ressemble, dans une longueur de quatre
pouces, à l'épididyme , à cela près que les replis
sont moins prononcés, et revient à l'état normal
vers la région vésicale.

Vaisseaux. — Ils sont assez volumineux, et
après un court trajet, forment, en se divisant, un
réseau très-apparent qui vient se rendre au testicule où la dissection permet de le suivre, comme
nous l'avons vu entre les lames de l'albuginée ; les
autres rameaux se portent à l'épididyme qu'ils en-
tourent d'un lacis très-multiplié et inextricable.

Testicule droit. — Moitié plus élevé que dans
l'état normal, offre une surface lisse et résistante ; ses vaisseaux séminifères, remplis d'une
substance intime abondante, viennent s'insérer
à un corps d'hygmore volumineux, qui, à l'aide
de sections répétées, permet de voir très-dis-
tinctement l'orifice des vaisseaux efférents, qui
vont se rendre à un épididyme bien conformé ,
mais dont le volume est double de celui que l'on
remarque dans l'état ordinaire.

Canal déférent. — État normal.

Vaisseaux. — Remarquables par leur volume.

Vésicules séminales. — La vésicule séminale droite est plus développée que la gauche, quoique cette dernière ait un volume normal, ce que n'aurait pas fait penser l'état du testicule. Le fluide contenu dans ces vésicules m'a paru plus liquide et moins visqueux à gauche qu'à droite.

Prostate. — Quoiqu'assez volumineuse, elle ne présente rien de remarquable.

Fixons notre attention sur les points les plus saillants de ce fait remarquable d'anomalie.

L'arrêt de développement du scrotum et des autres tuniques qui entrent dans la composition des bourses par l'absence du testicule, prouve l'indispensable utilité mécanique et vitale de cet organe.

La manière dont se comporte le péritoine démontre bien que la tunique vaginale est due à la réunion, par adhérence, de deux lames de cette séreuse, qui, avant la naissance, sont bien distinctes et peuvent être ainsi désignées : Tunique vaginale testiculaire, celle qui recouvre le testicule, et tunique vaginale réfléchie, celle qui, formant la partie flottante de la poche séreuse, donne attache au crémastère, après avoir tapissé le gubernaculum testis avant la naissance.

L'ampleur et l'obliquité moindre du canal inguinal sont dues à la présence de l'épididyme.

Le peu de développement du testicule, son aspect plissé et comme chagriné, me paraissent dus à l'action du tube intestinal, qui, exerçant sur l'organe une action particulière par ses mouvements péristaltiques, développe, surtout à l'époque de la digestion, une chaleur propre à amener le testicule à un tel état d'érétisme, qu'il le force à expulser une partie de son fluide séminal, que je me garde bien de regarder comme un fluide spermatique de bonne nature.

Cette opinion me paraît corroborée par le développement de la vésicule séminale, qui est proportionnellement plus volumineuse qu'il ne convient pour un tel testicule, dont toutes les fonctions seraient paralysées ; puis encore par l'état normal du canal déférent, et l'aspect fibreux des vaisseaux séminifères que l'on doit rapporter à leur vacuité.

Le mode organique tout particulier des vaisseaux efférents nous dévoile le secret de leur développement et nous permet de constater ce qu'en a dit sir Astley Cooper, dans son savant *Traité de l'Anatomie du testicule.*

Le remarquable volume du testicule droit , sa parfaite organisation et le développement de la vésicule séminale me confirment dans l'opinion émise précédemment ; car, à quoi bon ce développement de forces vitales, si la nature n'avait eu à suppléer à un organe dont les fonctions étaient altérées ?

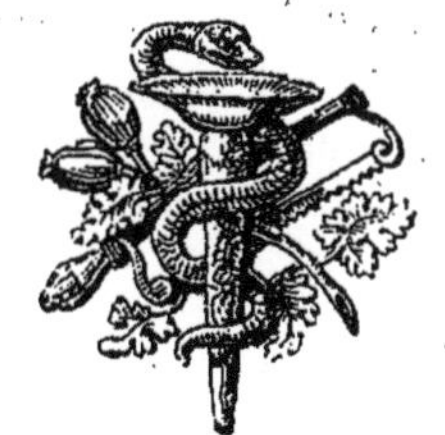

EXPLICATION DES FIGURES.

Fig. I. — Cette figure représente l'instrument fermé, et, en supposant sa cuvette chargée de nitrate d'argent, elle le représente tout disposé à être introduit dans le canal de l'urètre. P P P, tube protecteur gradué ; V V, valves articulées en S ; R, vis de pression destinée à fixer la tige porte-caustique, et à maintenir le tube fermé pendant son introduction ; T, tige porte-caustique graduée ; C, curseur à vis.

Fig. II. — Instrument ouvert ; les valves V V sont ouvertes ; l'olive O fait entre ces valves une saillie d'une ligne à peu près, et met à nu le nitrate placé à son extrémité en B.

Fig. III. — Tige porte-caustique isolée, armée de sa cuvette olivaire ; T T, tige graduée postérieurement ; cette échelle sert à indiquer de combien de lignes la cuvette fait saillie lorsqu'elle est sortie de sa cavité valvaire ; le curseur C est fixé d'avance en un des points de l'échelle, et dirige l'action de la cuvette ; O O, olive vissée en Z sur la tige, et creusé en B d'une cuvette pour recevoir le nitrate d'argent.

Fig. IV. — P P, tube protecteur gradué, ouvert ; les valves V V sont convexes extérieurement et excaveés intérieurement pour loger l'olive ; l'extrémité antérieure de ces valves est taillée un peu en plan incliné, afin qu'elles touchent plus tôt l'olive quand elle vient à descendre, et n'opposent aucune résistance à sa sortie ; l'extrémité postérieure des valves, qui est renfermée dans le tube protecteur, n'offre qu'une petite ouverture à la tige porte-caustique, de telle sorte qu'en retirant à soi l'olive dont le volume diffère de la capacité de cette ouverture, elle fait fermer les valves ; S, point d'insertion des valves au tube P P ; cette articulation a lieu par un système à bascule qui offre un jeu simple et facile.

BIBLIOTHÈQUE ROYALE

Fabrique de Charrière
Fig. 1ère 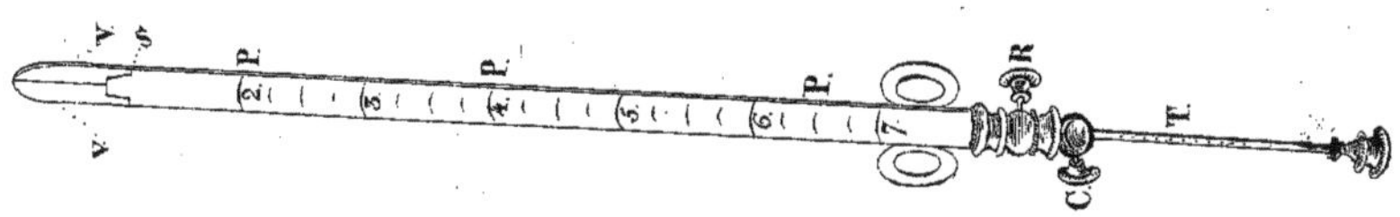
Fig. 2me 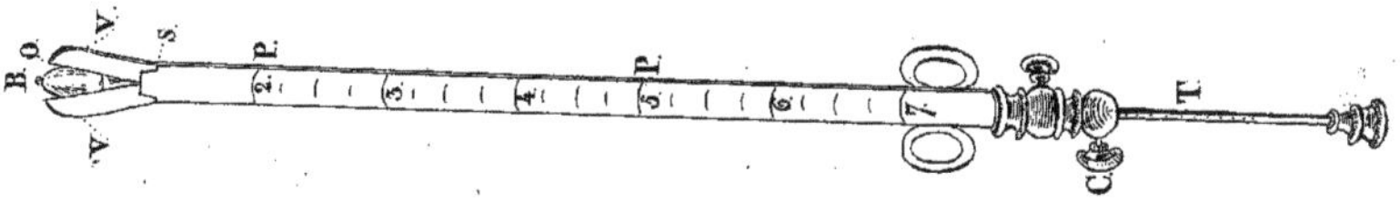
Fig. 3e

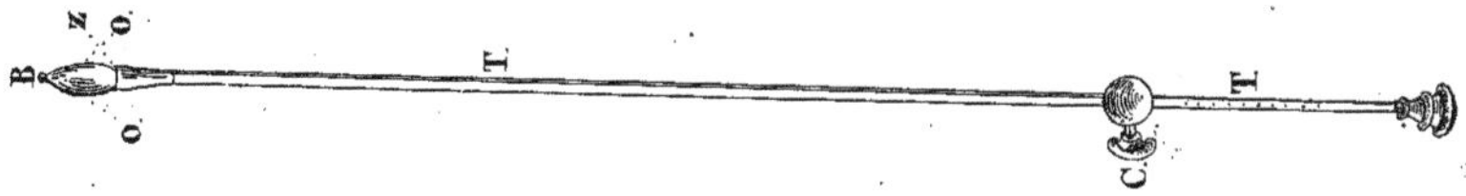

www.ingramcontent.com/pod-product-compliance
Ingram Content Group UK Ltd.
Pitfield, Milton Keynes, MK11 3LW, UK
UKHW020015080726
13614UKWH00003B/1382